U modi je zdravlje - Stop Pušenju

Pomoć za vas koji ste spremni prestati pušiti
Gotovo je. Prestajem s pušenjem

Priručnik za odvikavanje od pušenja

Biblioteka Noebius

3. Izdanje

Zagreb 2019

Impressum

BIBLIOTEKA NOEBIUS

U modi je zdravlje – Stop Pušenju!

Priručnik za odvikavanje od pušenja

Autor: Davor Moravek

Copyright © 2019 (vlastita naklada)

Prijelom i dizajn: Noebius studio, Zagreb HR

Tisak: Lulu.com NC, USA

ISBN: 978-0-244-16606-9

PREDGOVOR

Pušenje je najveći uzrok smrti koji se može izbjeći u suvremenom razvijenom svijetu. Stavovi o pušenju s vremenom su se promijenili. U društvu je porasla svijest o štetnosti pušenja, no cijeli proces nije išao lako. Pušenje cigareta je biološki proces ovisnosti, ne samo navika. Stoga je pušačima potrebno pružiti podršku kako bi prestali sa pušenjem.

Pred vama je tekst namijenjen pušačima koji su odlučili prestati pušiti. Ovo je tek jedan dio procesa u kojem se mijenja stil života. Istraživanja pokazuju da velik dio pušača prestane s pušenjem, no dio njih ponovno počne. Kako je to jednom rekao jedan pasionirani pušač: "Prestati pušiti? Ništa lakše. Ja sam to učinio tisuću puta!". Svako nastojanje za prestankom ili smanjivanjem pušenja je dobrodošlo, no za trajnije rezultate ponekad je potrebno uložiti dosta truda.

Koji je najbolji način za prestanak pušenja? Postoje razni načini, a najbolji je onaj, koji Vama pomogne. Ovaj tekst je početak. Ustrajte.

U Zagrebu, 2000.

Vaš
 Mr Sc Davor Moravek, dr.med

Predgovor II izdanju

Pokretanjem tečaja odvikavanja od pušenja, 2010 godine u KB Sestre Milosrdnice, ponovno izdajemo priručnik.

Treće izdanje 2019, u neizmijenjenom obliku.

SADRŽAJ

ŠTO AKO PRESTANEM - DA LI ĆU SE IKADA OSJEĆATI BOLJE?

Prestanak pušenja ima velike i brze koristi za zdravlje kod muškaraca i žena svih dobi, kako kod ljudi sa bolestima povezanim s pušenjem, tako i kod osoba bez njih.

Nakon 20 minuta od zadnje cigarete:

- krvni tlak se vraća u normalu - krvno bilo se vrati u normalu
- tjelesna temperatura u rukama i nogama se podigne na normalu

Nakon 8 sati:

- razina ugljičnog monoksida u krvi se spusti na normalu
- razina kisika u krvi se podigne na normalu

Nakon 24 sata:

- šanse za srčani udar se smanje

Kroz 48 sati:

- živčani završeci počinju ponovno rasti
- sposobnost mirisa i okusa se poboljša

Kroz 72 sata:

- bronhi se relaksiraju, pa je disanje olakšano
- plućni kapacitet je povećan

Kroz dva tjedna do tri mjeseca:

- cirkulacija je poboljšana i hodanje je olakšano
- plućna funkcija je povećana do 30 posto

Kroz mjesec do devet mjeseci:

- kašalj, začepljenje sinusa, umor, kratkoća daha su smanjeni
- cilije ponovno rastu u plućima uslijed čega poboljšano uklanjanje sluzi, čišćenje pluća, te su rjeđe upale
- ukupna tjelesna energija je povećana

Pet godina:

- smrtnost od karcinoma pluća za bivšeg pušača smanjuje se od 137 na 100,000 ljudi na 72 na 100,000 (... gotovo na polovnu!)

Deset godina:

- smrtnost od raka pluća za prosječnog bivšeg pušaća smanjuje se na 12 smrti na 100,000 (... gotovo učestalost koju imaju nepušači i znatno niže neko kod pušaća)
- prekancerozne stanice su zamijenjene
- učestalost drugih karcinoma (npr. usta, ždrijela, jednjaka, mokraćnog mjehura, bubrega i gušterače) također je smanjena

Zaključno:

- *bivši pušaći žive duže nego oni koji nastave sa pušenjem*
- *prestanak pušenja smanjuje rizik raka pluća, rizik od drugih karcinoma, srčanog udara, moždanog udara i kroničnih plućnih bolesti*
- *žene koje prekinu pušenje prije trudnoće ili za vrijeme prva tri do četiri mjeseca smanjuju rizik da imaju boležljivo dijete u usporedbi sa ženama koje nastavljaju sa pušenjem*

GOTOVO JE. PRESTAJEM S PUŠENJEM!

Namijenjeno pušačima koji su spremni pokušati prestati pušiti.

Dakle, odlučili ste prestati pušiti? Čestitamo na izvrsnoj odluci! Ovaj tekst sadrži savjete zasnovane na iskustvu brojnih bivših pušača. Čitajući razmotrite kako su se oni oslobodili cigareta i kako biste i vi mogli slijediti njihov primjer.

Razlozi za prestanak pušenja

Da biste uspješno prestali s pušenjem, morate biti vrlo uvjereni u ispravnost svoje odluke. Započnite čineći popis zašto želite prestati pušiti. Nakon toga možete taj popis postaviti na vidljivo mjesto.

Razlozi zašto želim prestati pušiti:

_____ _____

_____ _____

Evo što su nam rekli neki bivši pušači o svom iskustvu prestanka pušenja. Zamislite dan kad ćete i vi moći izraziti isto stajalište.

"Ponosan sam na sebe."

_____ _____

_____ _____

Evo što su nam rekli neki bivši pušači o svom iskustvu prestanka pušenja. Zamislite dan kad ćete i vi moći izraziti isto stajalište.

"Ponosan sam na sebe."

"Osjećam satisfakciju pobjede u toj bitci."

"Ne namećem svoje pušenje ljudima oko sebe."

"To me uzdiže u očima onih oko mene."

"Moja je obitelj vrlo zadovoljna."

"Imam više energije."

"U boljem sam stanju."

"Osjećam se svježijim kad se ujutro probudim."

"Manje sam umoran."

"Lakše dišem." "Mogu se lakše baviti sportom."

"Ponovno sam otkrio okuse i mirise."

"Imam više raspoloživa novca." "Uštedim .... tjedno."

"Ne moram uvijek misliti da li sam ponio cigarete sa sobom."

"Imam bolji zadah." "Ispario je smrad s moje odjeće."

"Ne moram stalno biti zaokupljen svojim plućima."

"Više ne kašljem."

"Nemam više glavobolja."

"Upale grla se pojavljuju rjeđe."

PREDNOSTI PRESTAJANJA PUŠENJA ZA VAŠE ZDRAVLJE

Kad prestajete pušiti, odmah umanjujete popratne kritične rizike za svoje zdravlje. Koja god da vam je dob ili zdravstveno stanje, NIKAD nije prekasno da se pušenje ostavi.

Ljudi koji ostave pušenje prije 50. godine, prepolovljuju rizik od smrti u sljedećih 15 godina u usporedbi s onima koji nastavljaju pušiti.

Žene koje odbace pušenje prije no što su zatrudnjele ili na početku trudnoće smanjuju rizike spram djeteta i sebe samih.

Roditelji koji prekinu pušiti smanjuju rizike respiratornih bolesti svoje djece (astma, infekcije, itd.), a k tome i rizike iznenadne smrti djece.

Ako već imate neku bolest uzrokovanu duhanom, prestanak pušenja smanjuje rizike kompliciranja iste bolesti.

Nekoliko strategija da biste sebe pripremili na prestanak pušenja

Znamo da nije lako prestati pušiti. Ali, također znamo da ste i vi sposobni ostaviti pušenje, baš kao i tisuće drugih bivših pušača. Većina bivših pušača nije bila uspješna u prestajanju s pušenjem od prve, već im je u prosjeku trebalo 4 pokušaja. Pokušavajte ponovno i ponovno, i vi ćete na kraju uspjeti. Kao i u drugim domenama, vježbom se usavršujete. Da biste uspjeli, potrebno je ispravno pripremiti svoj pokušaj prestanka. Ovdje su tehnike koje su bivši pušači upotrebljavali tijekom ovog koraka pripreme.

POTREBNA JE PODRŠKA

Mnogi bivši pušači rekli su da je pomoć onih oko njih bila najvažniji čimbenik njihova uspjeha.

Možete popričati s ljudima s kojima se susrećete o svojoj namjeri da prestanete pušiti.

Pripazite na stanovite pušače, jer bi vam mogli biti zavidni. Pokušajte uglavnom dobiti podršku od nepušača. Ako vaš partner puši, ohrabrite njega ili nju da prestane pušiti. Ako vaš partner prestane pušiti, to će smanjiti vaš rizik od povratka pušenju.

ZATRAŽITE PROFESIONALNU POMOĆ

Pomoć profesionalaca značajno poboljšava vaše šanse da uspijete. Neke mogućnosti su: § Pitati svog liječnika. On ili ona vam mogu pomoći ili vam pokazati kamo da idete. § Pitati specijalista za odvikavanje od pušenja. § Sudjelovati u programu grupnog prestajanja (npr. 5-dnevni program).

ISPROBAJTE TO

Da biste naučili kako izaći na kraj s odvikavanjem od pušenja i žudnjom, možete prestati pušiti na nekoliko sati, zatim na polovicu dana, a zatim na cijeli dan. Ta kratka razdoblja bez cigareta mogu vas pripraviti da definitivno prestanete pušiti i povećati vaše pouzdanje u vlastite sposobnosti i snage da odolite cigaretama. Da biste izbjegli žudnje i druge simptome odvikavanja od cigareta kroz ta kratka razdoblja bez cigareta, možete upotrebljavati proizvode koji nadomještaju nikotin (žvakaće gume, sprej za nos, flaster itd.)

KORISTITE POVOLJNE PRIGODE

Mnogi događaji mogu vas ponukati da mislite o svojoj pušačkoj navici: prehlade, bronhitis, trudnoća, rođenje djeteta, bolesti pušača oko vas itd. Možete iskoristiti te prigode da prestanete pušiti, ali nemojte predugo čekati: "magičan trenutak" kad prestajemo lako nestaje.

Potpuno se suzdržavajte od uzimanja cigarete nakon što prestanete pušiti

Veoma često uzimanje jedne cigarete vodi do povratka pušenju. Nakon prestanka VRLO JE VAŽNO izbjeći uzimanje čak i samo jednog jedinog dima cigarete.

Procijenite svoju razinu ovisnosti

Koliko cigareta pušite dnevno, u prosjeku? cigareta/dan Koliko minuta ujutro prođe prije no što zapalite prvu cigaretu? minute Jeste li već pokušavali prestati pušiti: da ne Da li ste osjećali simptome odvikavanja kad ste posljednji put pokušali prestati? (npr. nekontrolirani poriv da pušite, razdražljivost, depresiju, itd?)

Ako pušite više od 10 cigareta na dan,

 ili ako pušite prije negoli je prošlo 60 minuta nakon što ste se probudili

ili ako ste osjećali simptome odvikavanja posljednji put kada ste pokušali prestati,

tada strogo preporučujemo da koristite zamjenske nikotinske proizvode (flaster, žvakaće gume, sprej za nos, itd.) prije prvoga dana bez cigareta. Ti proizvodi smanjuju ili čak eliminiraju simptome odvikavanja. Oni umnažaju vaše šanse uspjeha 2 do 3 puta.

Ako ste koristili zamjensku nikotinsku terapiju tijekom prijašnjeg pokušaja prestanka, ali niste polučili uspjeh na taj način, tada možete koristiti novi lijek bupropion koji vam može pomoći da prestanete pušiti naredni put

(op.ur : za sada nije dostupan u Hrvatskoj, a može se dobiti samo na med. recept).

VODITE PUŠAČKI DNEVNIK

Mnogi bivši pušači ustanovili su da im je vođenje dnevnika pomoglo da bolje kontroliraju svoje pušenje i prekinu s tom navikom. Rekli su da im je to otvorilo oči da shvate naviku za koju su samo mislili da je razumiju. Zašto ne biste slijedili ovaj eksperiment nekoliko dana? Držite fotokopiju dnevnika (pogledajte zadnju stranicu) u paketiću svojih cigareta i popunite ga prije negoli zapalite svaku sljedeću cigaretu. Svake večeri ponovno pročitajte svoj dnevnik i razmislite o tome.

PRESTATI NAJEDANPUT ILI MALO PO MALO

Možete prestati pušiti naglo i potpuno prekinuti s cigaretama ili možete smanjivati broj cigareta svaki dan. Većina bivših pušača prestala je najedanput. I mi preporučujemo tu metodu. Međutim, da biste bili učinkoviti, ta metoda zahtijeva odgovarajuću pripremu, kako smo to opisali. Ako vam više odgovara progresivna metoda, ovdje je iznesen način kako to učiniti.

PROGRESIVNA METODA

Progresivna metoda je najbolja za ljude koji puše više od 20 cigareta dnevno. Nakon smanjenja konzumacije na 15 cigareta dnevno, ovi ljudi bi trebali prestati pušiti odmah i potpuno, u jednom jedinom potezu, zato što je iluzija misliti da će biti sposobni nastaviti dugo tako prije nego što ponovno podignu svoju konzumaciju.

Naglo "odrezati" one cigarete koje je najlakše preskočiti

Pušački dnevnik vam pomaže da smanjite cigarete koje ste palili automatski, bez razmišljanja, te pušite samo one koje vam se čine stvarno nužnima.

Razmaknite vrijeme između cigareta

Postupno povećavajte vrijeme između svake cigarete sve do točke u kojoj ste sposobni ostaviti pušenje na nekoliko sati ili na čitavo veče.

Kupite samo jedan paketić cigareta

Izbjegavajte držanje rezervi i kupovanje "šteka" cigareta.

Promijenite svoje navike

Ako običavate pušiti odmah nakon što se probudite, istuširajte se ili odmah priredite doručak.

Ako imate naviku pušenja nakon što pojedete, napustite stol odmah nakon objeda.

Ako imate naviku pušenja u određenom stolcu, izbjegavajte sjediti u njemu neko vrijeme.

Ograničite mjesta i okolnosti u kojima pušite

Uredite neka mjesta na kojima će vam biti omogućeno pušenje, a izbjegavajte pušiti igdje drugdje (npr. u autu, u svom stanu, u prisustvu djece, u prisustvu nepušača).

SREĆA VOLI SPREMNE

Povećat ćete svoje šanse da uspijete ako se pripremite da prevladate teškoće u koje možete upasti nakon što prestanete pušiti.

Mislite unaprijed o načinima da s time izađete na kraj:

- situacijama koje vam stvaraju poriv da pušite

- slučajevima gdje, na nesreću, posežete za jednom ili nekolicinom cigareta

- simptomima odvikavanja

SITUACIJE S VISOKIM RIZIKOM

Određene situacije djelomice pogoduju pušenju. Korisno je prepoznati takve situacije i pripremiti strategiju odupiranja porivu za pušenjem u svakoj od njih i to prije no što one nastupe.

Pritom je dobro krenuti ispunjavajući upitnik koji slijedi:

Rizična situacija	Moja strategija odupiranja pušenju u toj situaciji
U prisustvu drugih pušača	
Poslije obroka ili kave	
U slučaju stresa ili depresije	
U slučaju hitne potrebe za pušenjem	
Ostale situacije	

AKO NEZGODOM PONOVNO POSEGNETE ZA CIGARETOM

Odmah sada pripremite krizni plan u slučaju da ponovno posegnete za cigaretom, jer ako ne reagirate odmah, jako riskirate da ponovno počnete pušiti.

Podsjetite sami sebe na vlastitu odluku o nepušenju.

Nemojte vrijeđati sami sebe.

Smatrajte taj iznenadni događaj normalnim događajem u procesu odvikavanja, prilikom da se nešto nauči, a ne neuspjehom.

Tražite pomoć svojih prijatelja i obitelji.

Razmišljajte o svemu. Proanalizirajte razloge koji su vas potaknuli da uzmete cigaretu.

Iznad svega, izbjegavajte se vratiti redovnom pušenju. Ne kupujte cigarete i bacite sve cigarete koje posjedujete.

SIMPTOMI ODVIKAVANJA

Tijekom prestanka pušenja mnogi pušači osjećaju simptome odvikavanja. Ovi simptomi stišavaju se nakon par dana, a zatim nestaju. Proizvodi koji sadrže nikotin (flaster, žvakaća guma, sprej za nos) i lijek bupropion snažno smanjuju ili čak potpuno eliminiraju te simptome. Donja tablica navodi simptome i predlaže načine da se s njima izađe na kraj.

SIMPTOM - ŠTO DA UČINIM U TOM SLUČAJU
Neodoljiv poriv za pušenjem

Pričekajte da mine, općenito 3 -5 minuta.

Nađite neki posao, Započnite drugu aktivnost.

Mislite o nečem drugom. Usredotočite se na svoj posao.

Popijte malo vode, žvačite žvakaću gumu ili pojedite slatkiš bez šećera.

Nešto pojedite, npr. neko voće.

Više puta duboko udahnite.

Napravite vježbu opuštanja. Operite zube.

Recite si da će simptomi nestati za nekoliko dana.

Iritacija, nervoza, problemi s koncentracijom Napravite stanku, prošećite, tuširajte se, duboko dišite, koristite tehniku opuštanja.

Mnogo spavajte.

Glavobolje

Više spavajte. Radite vježbu opuštanja. Izbjegavajte piti kavu ili alkohol.

Povećanje apetita

Ako se debljate, izbjegavajte masnu hranu i više vježbajte.

Proizvodi s nikotinom i bupropion omogućuju bivšim pušačima da ograniče povećanje težine.

Nesanica

Izbjegavajte piti kavu ili čaj navečer. Popijte malo toplog mlijeka prije spavanja. Malo vježbajte.

Loše raspoloženje

Poput drugih simptoma odvikavanja, i depresija se gubi s vremenom. Da biste se s njom nosili, budite aktivni, radite nešto što volite, razgovarajte s nekim u koga imate povjerenja, izbjegavajte biti sami, malo se bavite sportom ili fizičkim radom.

Depresija

Ako depresija ne prođe, shvatite je ozbiljno i konzultirajte liječnika.

KORISTITE PROIZVODE KOJI SADRŽE NIKOTIN

Nikotin je supstanca koja uzrokuje ovisnost i neugodne simptome odvikavanja kada ga prestanete apsorbirati. Devet od deset pušača ovisno je o nikotinu i osjetit će takve simptome kada prestanu pušiti.

Smanjujući simptome odvikavanja, ili čak eliminirajući ih potpuno, proizvodi s nikotinom povećavaju vaše šanse da se uspješno odviknete od pušenja i 2-3 puta. Mnoge znanstvene studije pokazale su djelotvornost ovih proizvoda. Mi izrazito preporučamo da ih koristite. Oni će učiniti vaš pokušaj odvikavanja puno ugodnijim.

Ovi proizvodi postoje u 5 oblika. Ovisno o zemlji u kojoj živite, nisu svi oblici dostupni, a neki su dostupni samo uz liječnički recept.

Flaster otpušta nikotin polagano kroz kožu tijekom cijeloga dana. Koristite ga tijekom cijelog preporučenog vremena odnosno 6-12 tjedana.

Žvakaće gume su djelotvorne ako striktno slijedite upute (žvačite određenom tehnikom, uzmite propisani broj komada i koristite tijekom cijelog preporučenog vremena).

Sprejevi za nos trenutačno olakšavaju simptome odvikavanja i čine da potreba za pušenjem nestane.

Inhalator zamjenjuje gestikulacijsku i inhalacijsku naviku.

Tablete koje se stavljaju pod jezik lagano se tope.

Evo nekih razloga koje su naveli sudionici jedne ankete zbog kojih radije ne bi koristili te proizvode kao i odgovora:

"Radije ne bih koristio lijekove u svom odvikavanju od pušenja."

§ Nije nikakva sramota koristiti lijekove u odvikavanju od takvih droga koje uzrokuju fizičku ovisnost poput nikotina.

"Ovi proizvodi ne djeluju."

§ Premda su mnoge znanstvene studije pokazale da su ovi proizvodi djelotvorni, oni ne jamče uspjeh. Upotreba ovih proizvoda ne oslobađa vas od truda da promijenite svoje navike.

"Ja itekako mogu prestati pušiti bez ovih proizvoda. Snaga volje je dovoljna."

§ Neodgovarajući osjećaj ponosa može voditi ponovnom povratku pušenju. Ovi proizvodi mogu udvostručiti ili utrostručiti vaše šanse za uspjeh. Imajte što više pobjedničkih karata u rukama.

"Ti proizvodi koštaju previše."

§ Istina je da su ti proizvodi skupi. Međutim, to je mnogo jeftinije od svote koju svake godine potrošite na cigarete.

"Bojim se popratnih posljedica ovih proizvoda."

§ Ovi proizvodi imaju tek nekoliko popratnih posljedica i one su beznačajne. Flaster može izazvati svrbež ili kratkotrajno mjestimično crvenilo kože. Sprej može uzrokovati kratkotrajnu nadraženost membrane nosa. Važno je znati da nikotinski flaster, sprej za nos, inhalator, tablete koje se stavljaju pod jezik i žvakaća guma nisu opasne za zdravlje. Napose, rizik od nepredviđenih kardiovaskularnih smetnji ne povećava se kod ljudi koji uzimaju te proizvode. To također vrijedi za srčane bolesti.

"Ja nisam ovisan o nikotinu."

§ Ovi proizvodi povećavaju vaše šanse za uspjeh čak i ako pušite samo 10 cigareta dnevno. Počnite prihvaćajući ideju da ako pušite više od 5-10 cigareta dnevno, bit ćete ovisni o nikotinu. Dobra ideja da biste vidjeli da li ste ovisni jest prekinuti pušenje na 24 sata. Ljudi koji uopće ne osjećaju simptome odvikavanja tijekom ovih 24 sata vjerojatno nisu jako ovisni. Ostali će osjetiti mnoge dobrobiti koristeći proizvode koji sadrže nikotin.

"Moj problem nije fizička ovisnost, već rješavanje stare navike."

§ Za vas će biti lakše napasti druge aspekte vaše pušačke navike pomoću proizvoda koji sadrže nikotin ako je problem fizičke ovisnosti riješen.

ALTERNATIVNI PROIZVODI I METODE

S iznimkom nekih antidepresiva (bupropion) i onih proizvoda koji sadrže nikotin, djelotvornost drugih farmaceutskih proizvoda nije znanstveno utemeljena. Napose, ni homeopatski proizvodi niti proizvodi koji mijenjaju okus duhana (npr. proizvodi srebrnog acetata) nisu djelotvorni. Isto je i s proizvodima na biljnoj bazi. "Spravice" koje možete naći na blagajnama apoteka (npr. držači cigareta) su također nedjelotvorne.

(Op. Ur: Postoje metode koje pomažu na način da poboljšaju otpornost organizma i opće tjelesno stanje. Dodatne informacije o djelotvornim metodama možete dobiti na našem telefonu podrške).

JEDNOSTAVNO, UČINITE TO!

Kad ste se već pripremili, vrijeme je da to i učinite! Počnite donoseći čvrstu odluku da ćete prestati pušiti. Mnogi bivši pušači potvrđuju da je ta čvrsta odlučnost važna u uviđanju razlike između uspješnog i neuspješnih pokušaja da prestanu pušiti.

ODREDITE DATUM PRESTANKA

Vrlo je važno odrediti datum prestanka pušenja i održati to "obećanje". Mnogi pušači čekaju "idealno vrijeme". Oni sami sebi govore "Prestat ću pušiti tijekom sljedećih praznika, kad nađem posao, nakon ispita" ili "sad imam suviše briga". Idealni trenutak nikad neće doći. Kad ste već odlučili da ćete prestati pušiti, što još uvijek čekate? Ili biste vi radije čekali da vas stegne fatalna pušačka bolest? Uzmite inicijativu i fiksirajte datum prestanka pušenja u sljedećih trideset dana.

Pripremite se za dan prestanka

Kada dan, kojeg ste odredili za prestanak pušenja, dođe bacite sve svoje cigarete i niti jednu nemojte sačuvati. Sakrite šibice, upaljače i pepeljare. Razgovarajte o svom pokušaju prestanka pušenja s ljudima kojima vjerujete. Zatražite svoju obitelj, prijatelje i kolege da vas podrže i da vas razumiju ako ste loše volje. Tražite pušače da poštuju vašu odluku.

NAPRAVITE UGOVOR SA SOBOM

Zašto ne potpisati ugovor sa samim sobom kao što je ovaj ovdje? To vam može pomoći da učvrstite svoju odluku.

UGOVOR SA SAMIM SOBOM DA ĆU PRESTATI PUŠITI

Potpuno ću prestati pušiti:

_____ (dana) _____ (mjeseca) _____ (godine)

_____ (potpis)

ZA LJUDE KOJI SU VEĆ NEUSPJEŠNO POKUŠAVALI PRESTATI PUŠITI

Povratak staroj navici je normalan fenomen, dio procesa prestajanja. U prosjeku, bivši su pušači ozbiljno pokušavali prekinuti prije nego što su konačno prestali. Pokušavajte ponovno i ponovno. Kao i sve ostalo, potrebna je praksa (vježba) da biste dobili ono što želite. Podsjetite se da vam je vaš pokušaj prestanka dao iskustvo koje je bilo neophodno da bi se šanse stvarnog prestajanja sljedeći put povećale. Povratak na staro ne znači da ste nesposobni prestati. On znači samo da vi niste dobro reagirali u neželjenoj situaciji. Bili ste sposobni biti nekoliko dana ili mjeseci bez cigarete. To dokazuje da ste vi postupno sposobni živjeti bez pušenja. Recite sebi da će vaš sljedeći pokušaj prestajanja biti različit od prethodnog, jer ćete ovoga puta biti bolje pripremljeni savjetima i informacijama u ovoj seriji tekstova!

Razmislite o okolnostima vašeg povratka staroj navici i kako se bolje oduprijeti cigaretama pod sličnim okolnostima

Ovo će vam pomoći da imate više uspjeha sljedeći put.

Zbog toga, popunite sljedeći upitnik:

1- Pod kojim okolnostima ste počeli ponovno pušiti (datum, sat, mjesto, s kim, koja aktivnost, kakvo je bilo vaše raspoloženje)?

2- Što je naglo otkočilo vaš poriv za pušenjem?

3- Kako ćete se oduprijeti porivu da propušite pod sličnim okolnostima sljedeći put?

ŠTO SAD?

Budite sigurni da ste pravilno pripremili svoj pokušaj da prestanete pušiti popunivši sljedeću kontrolnu listu.

Kontrolna lista   OK

1. Napravio sam popis razloga zašto želim prestati pušiti.

2. Našao sam nekoga tko će podržati moje napore da prestanem.

3. Odredio sam datum prestanka pušenja unutar sljedećih 30 dana.

4. Nabavio sam si proizvode koji sadrže nikotin (flaster, žvakaća guma, sprej za nos) ili lijek bupropion

5. Naučio sam lekciju iz svojih prošlih pokušaja da prestanem pušiti.

6. Pripremio sam "krizni plan" u slučaju da ponovno popušim nekoliko cigareta.

7. Bacio sam sve svoje cigarete i sakrio sve upaljače i pepeljare.

8. Ustanovio sam strategije da se oduprem porivu za pušenjem u rizičnim situacijama

9. u prisustvu drugih pušača

10. u slučaju stresa, depresije, razdražljivosti

11. u slučaju jakog poriva da propušim

12. Potpisao sam "Ugovor sa sobom" za prestanak pušenja

PUŠAČKI DNEVNIK

Ispunjavajte ga nekoliko dana prije svake cigarete.
Pregledajte ga ponovno navečer i razmislite o tome.

Broj cigareta datum sat situacija raspoloženje* poriv** kako se
oduprijeti napasti pušenja

1 2 3 4 5 6 7 8 9 10

Pregled dana (datum): _____

Situacije u kojima je poriv za pušenjem bio najjači:

_____

Najdjelotvornije strategije da se oduprem u tim situacijama:

_____

* Raspoloženje: neutralno, zabrinuto, stresno, ljutito, depresivno,
zadovoljno, smireno, umorno, dosadno

** Intenzitet poriva za pušenjem: nema ga = 0 ; veoma slab = 1 ;
promjenjiv = 2 ; jak = 3 ; ekstreman = 4

STADIJ PROMJENE

§ Većina pušača prolazi kroz 5 koraka (ili stadija) prije no što postanu potvrđeni bivši pušači. § Dizajnirani su tekstovi za svaki od tih 5 stadija, kao i tekst za one koji su ponovno počeli pušiti nakon pokušaja da odustanu od pušenja (povratak na staru naviku)

§ Ako ste u PRIPREMNOM STADIJU (odnosno, odlučili ste prestati pušiti u sljedećih 30 dana), ovo je tekst koji biste trebali pročitati.

§ Najviše koristi imati ćete ako budete pravili bilješke, te notirate najvažnije misli i dijelove teksta.

PREKONTEMPLACIJA Ne planirate ozbiljno prestati "I što ako prestanem pušiti" (NAMJERAVANJE) pušiti u sljedećih 6 mjeseci

KONTEMPLACIJA Ozbiljno planirate prestati "Razmišljam o prestanku (RAZMATRANJE) pušiti u sljedećih 6 mjeseci pušenja"

PREPARACIJA Odlučili ste prestati pušiti "Gotovo je. Prestajem pušiti!" (PRIPREMA) u sljedećih 30 dana

AKCIJA Prestali ste pušiti prije "Upravo sam prestao pušiti" (PRESTANAK) manje od 6 mjeseci

ODRŽAVANJE Prestali ste pušiti prije "Bivši pušači, ustrajte!" više od 6 mjeseci

POVRATAK PUŠENJU Počeli ste ponovno pušiti "Opet sam počeo pušiti" nakon što ste bili prestali jedno kraće vrijeme

BILJEŠKE

ZAŠTITA OD POVRATKA PUŠENJU

Poput milijuna Švicaraca i 8 milijuna Francuza, i Vi ste potpuno sposobni postati, a zatim i ostati bivši pušač!

Mi u cijelosti podržavamo Vaše napore da prestanete pušiti!

Ovaj tekst je nastao u okviru projekta Magea centra "U modi je zdravlje - Stop pušenju" na osnovi materijala koje je kreirao Institut socijalne i preventivne medicine Univerziteta iz Ženeve s podrškom Švicarske lige za rak, Švicarskog nacionalnog znanstvenog zavoda .

Internet adresa izvornika: http://www.stop-tabac.ch/index.html

"U modi je zdravlje - Stop pušenju".

Internet: u suradnji sa http://www.ovisnosti.com
(informacije i dodatni materijali)